Copyright © 2018 by Indigo Journals
All rights reserved.

WHO SAID IT: _____
DATE: _____
WHERE: _____

_____

" _____

_____

_____

_____

_____

_____   "

WHO SAID IT: _____
DATE: _____
WHERE: _____

WHO SAID IT: _____
DATE: _____
WHERE: _____
_____

WHO SAID IT: _____
DATE: _____
WHERE: _____
_____

" _____

_____

_____

_____

_____

_____ "

"_____

_____

_____

_____

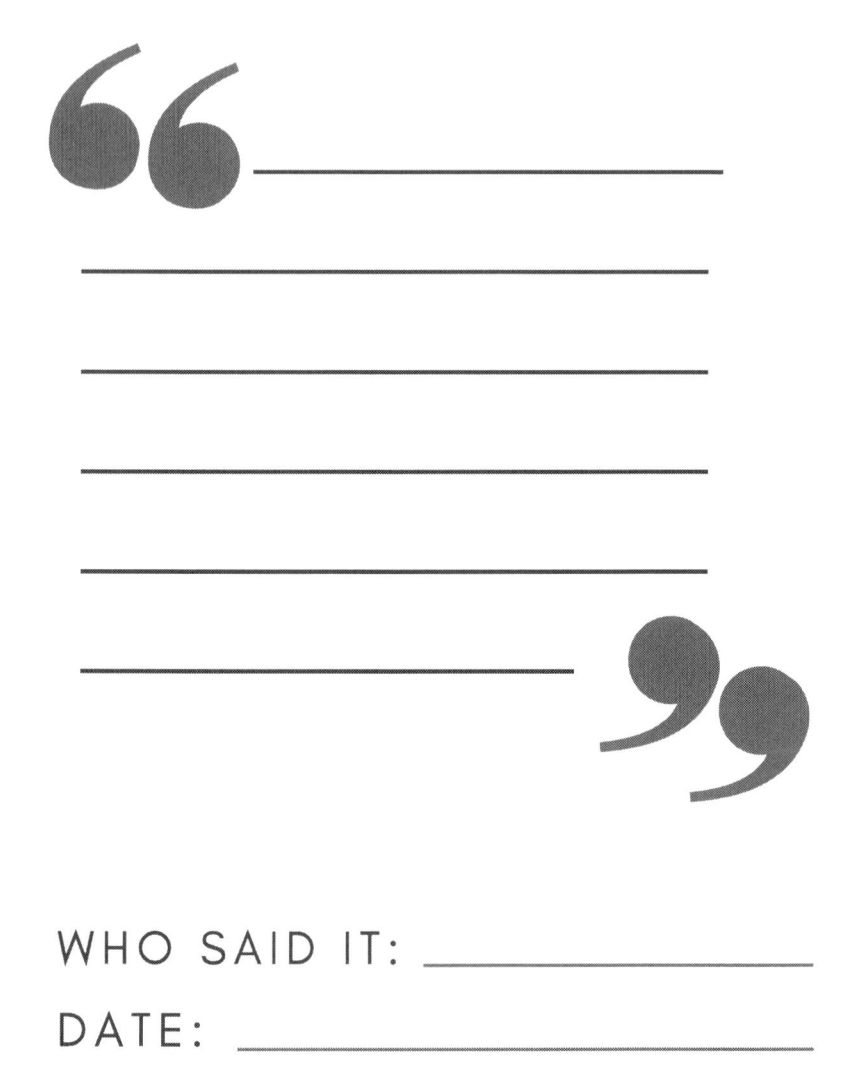

_____

_____"

WHO SAID IT: _____
DATE: _____
WHERE: _____

WHO SAID IT: _____
DATE: _____
WHERE: _____
_____

"_____

_____

_____

_____

_____

_____"

WHO SAID IT: _____
DATE: _____
WHERE: _____

WHO SAID IT: _____
DATE: _____
WHERE: _____

WHO SAID IT: _____
DATE: _____
WHERE: _____
_____

WHO SAID IT: _____

DATE: _____

WHERE: _____

_____

" _____

_____

_____

_____

_____

_____ "

WHO SAID IT: _____
DATE: _____
WHERE: _____
_____

" _____
_____
_____
_____
_____
_____   "

WHO SAID IT: _____
DATE: _____
WHERE: _____
_____

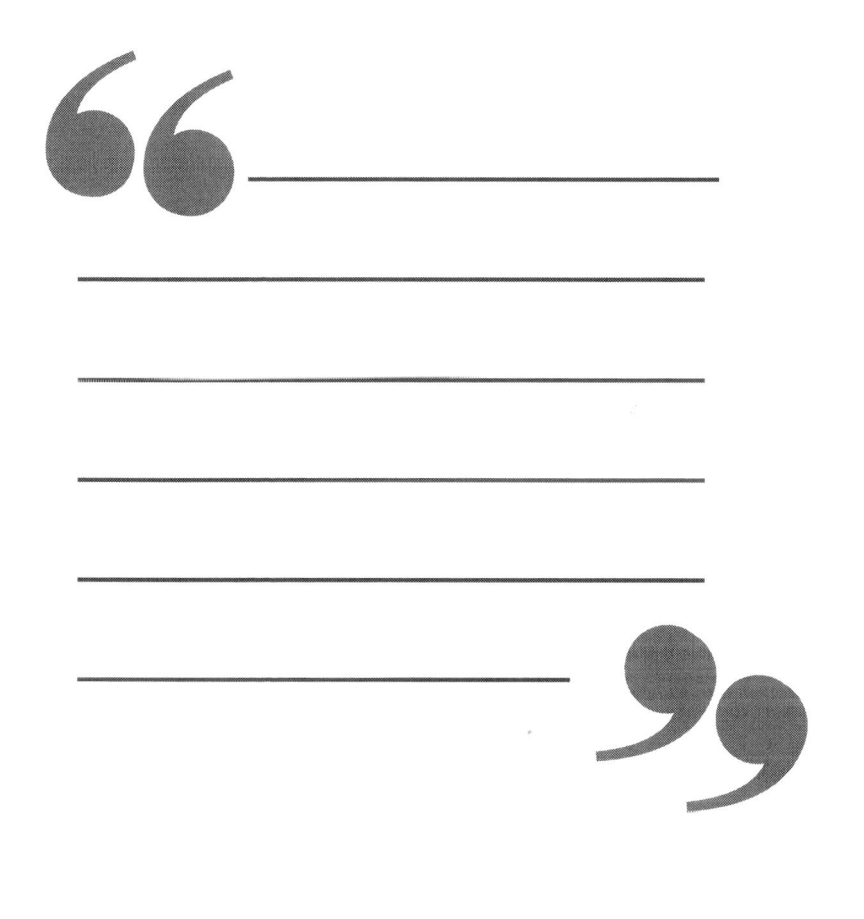

WHO SAID IT: _____
DATE: _____
WHERE: _____
_____

66 _____
_____
_____
_____
_____
_____ 99

WHO SAID IT: _____
DATE: _____
WHERE: _____
_____

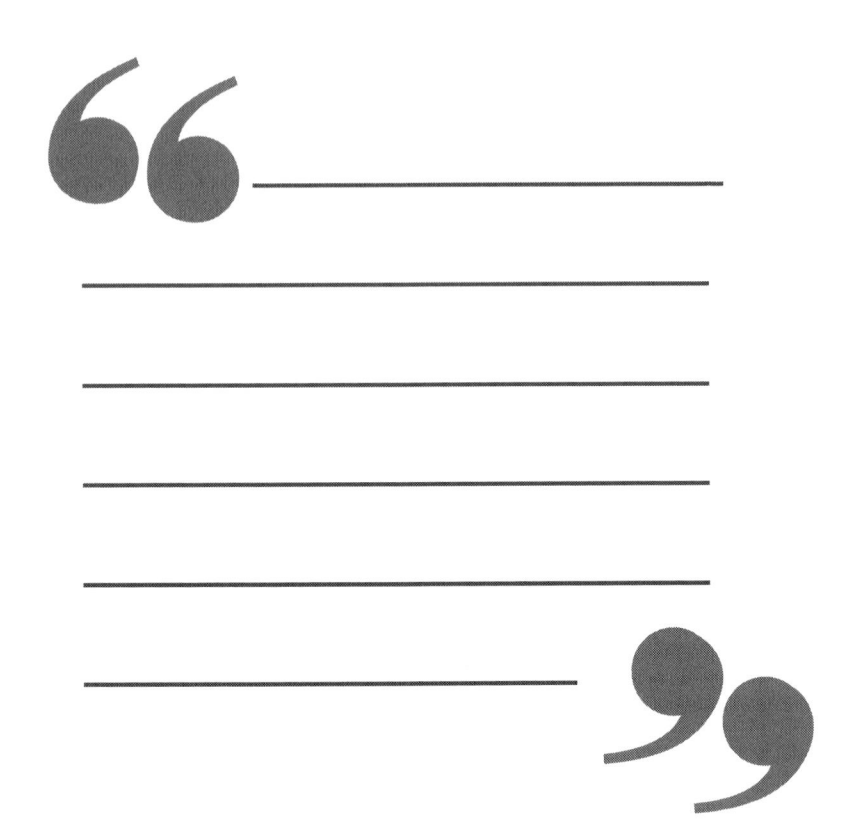

"_____
_____
_____
_____
_____
_____"

WHO SAID IT: _____
DATE: _____
WHERE: _____

WHO SAID IT: _____
DATE: _____
WHERE: _____
_____

66 _____

_____

_____

_____

_____

_____   99

WHO SAID IT: _____
DATE: _____
WHERE: _____
_____

WHO SAID IT: _____
DATE: _____
WHERE: _____

WHO SAID IT: _____
DATE: _____
WHERE: _____
_____

WHO SAID IT: _____
DATE: _____
WHERE: _____

_____

" _____

_____

_____

_____

_____ "

" _____
_____
_____
_____
_____
_____ "

WHO SAID IT: _____
DATE: _____
WHERE: _____

enjoy every moment.

WHO SAID IT: _____
DATE: _____
WHERE: _____

_____

" _____

_____

_____

_____

_____

_____ "

WHO SAID IT: _____
DATE: _____
WHERE: _____
_____

"_____
_____
_____
_____
_____
_____,,

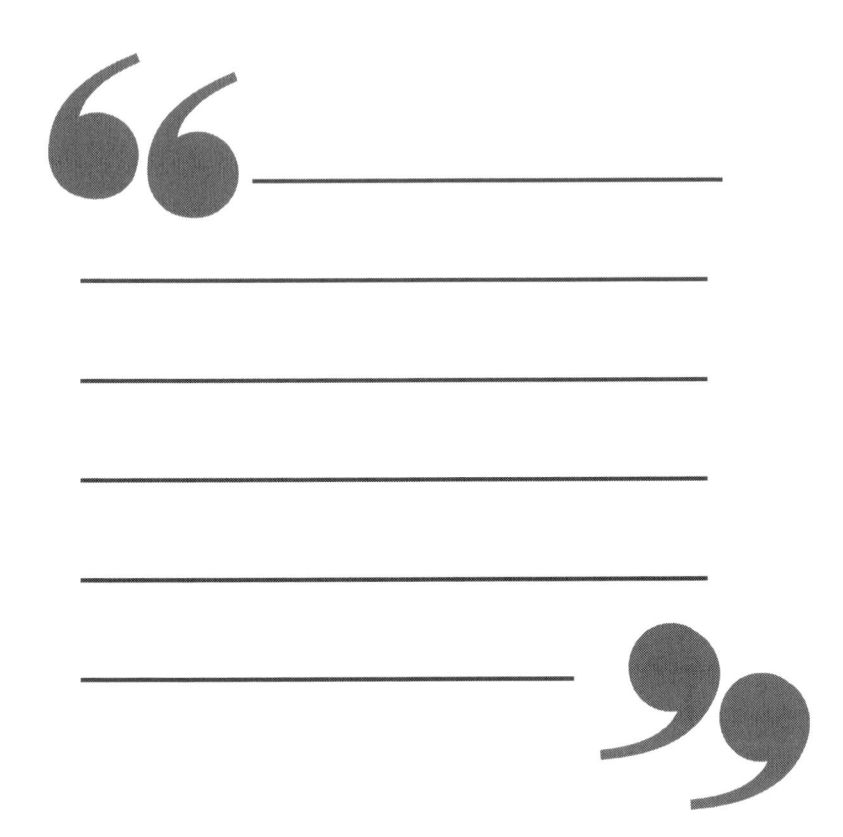

WHO SAID IT: _____
DATE: _____
WHERE: _____
_____

WHO SAID IT: _____
DATE: _____
WHERE: _____
_____

WHO SAID IT: _____
DATE: _____
WHERE: _____
_____

WHO SAID IT: _____
DATE: _____
WHERE: _____

_____

" _____

_____

_____

_____

_____

_____ "

WHO SAID IT: _____
DATE: _____
WHERE: _____
_____

> "_____
_____
_____
_____
_____
_____"

WHO SAID IT: _____
DATE: _____
WHERE: _____

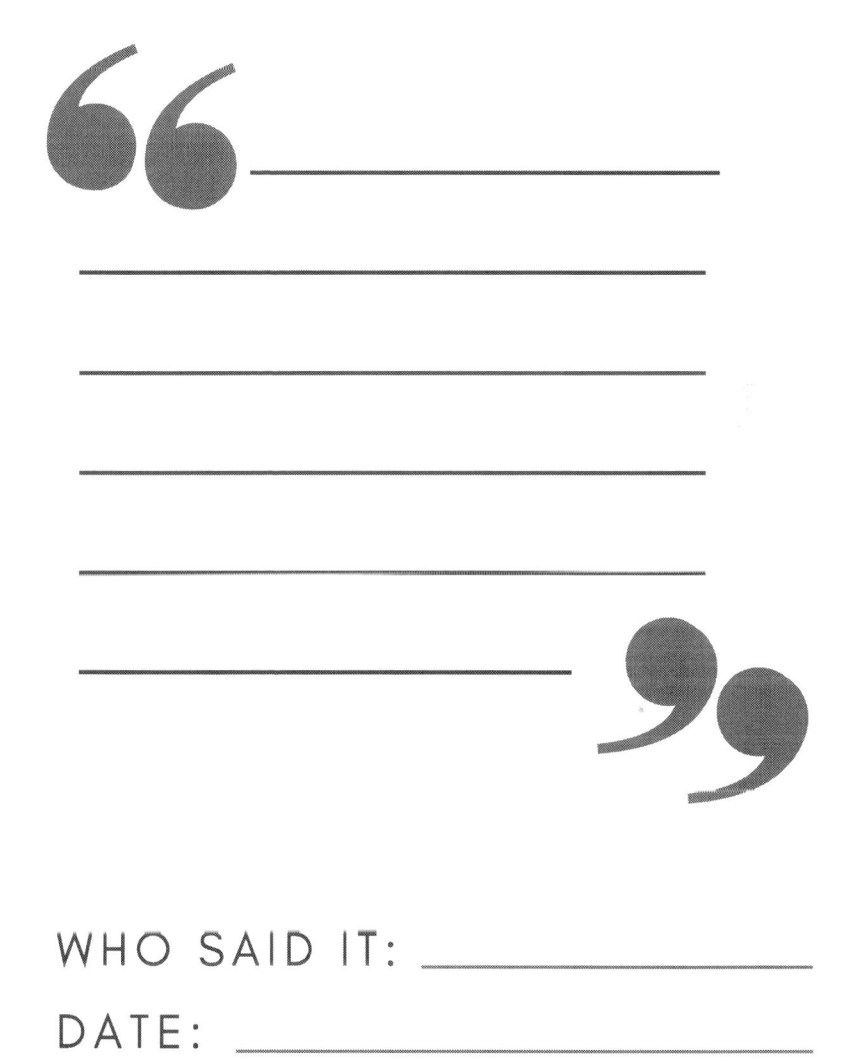

WHO SAID IT: _____
DATE: _____
WHERE: _____
_____

" _____

_____

_____

_____

_____

_____   "

WHO SAID IT: _____
DATE: _____
WHERE: _____
_____

"_____
_____
_____
_____
_____
_____"

WHO SAID IT: _____
DATE: _____
WHERE: _____

WHO SAID IT: _____
DATE: _____
WHERE: _____
_____

" _____

WHO SAID IT: _____
DATE: _____
WHERE: _____
_____

WHO SAID IT: _____
DATE: _____
WHERE: _____
_____

WHO SAID IT: _____
DATE: _____
WHERE: _____
_____

WHO SAID IT: _____
DATE: _____
WHERE: _____
_____

" _____
_____
_____
_____
_____
_____ "

"_____
_____
_____
_____
_____
_____"

WHO SAID IT: _____
DATE: _____
WHERE: _____
_____

WHO SAID IT: _____
DATE: _____
WHERE: _____
_____

"_____

_____

_____

_____

_____

_____"

WHO SAID IT: _____
DATE: _____
WHERE: _____

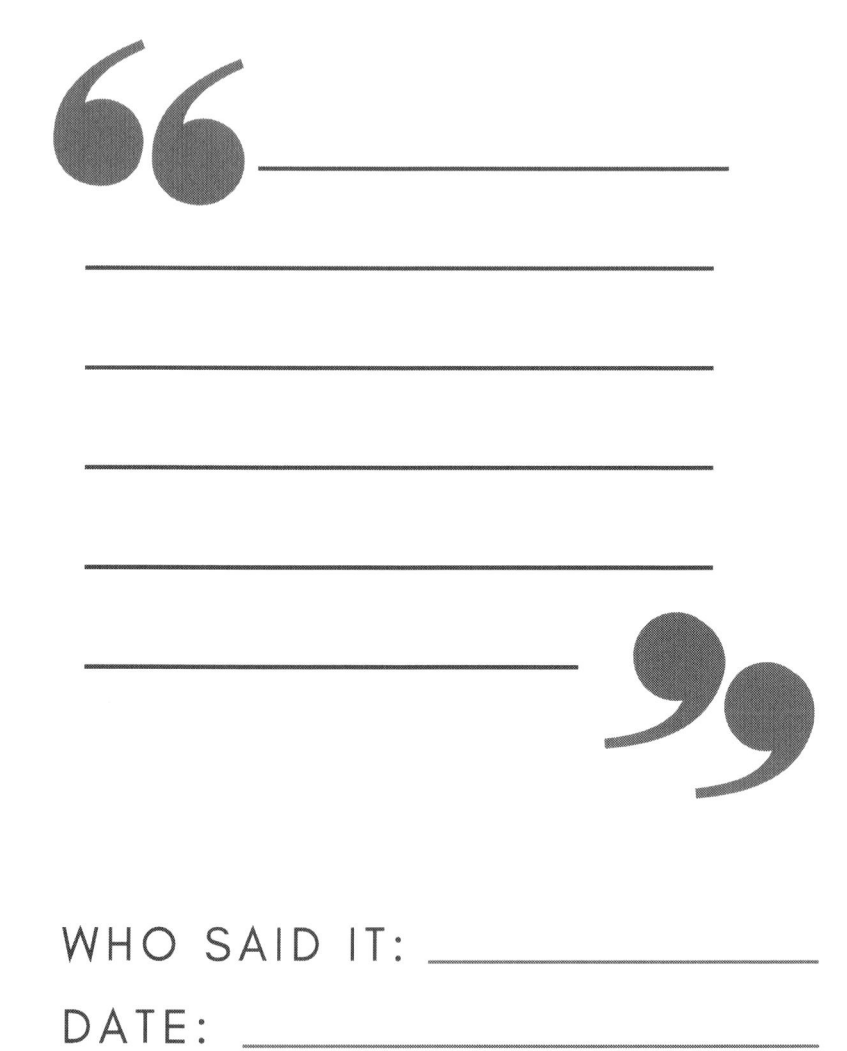

Carpe diem!

WHO SAID IT: _____

DATE: _____

WHERE: _____

_____

" _____

_____

_____

_____

_____

_____ "

WHO SAID IT: _____
DATE: _____
WHERE: _____
_____

WHO SAID IT: _____
DATE: _____
WHERE: _____
_____

WHO SAID IT: _____
DATE: _____
WHERE: _____

_____

❝ _____

_____

_____

_____

_____

_____ ❞

WHO SAID IT: _____
DATE: _____
WHERE: _____
_____

"_____
_____
_____
_____
_____
_____"

WHO SAID IT: _____
DATE: _____
WHERE: _____

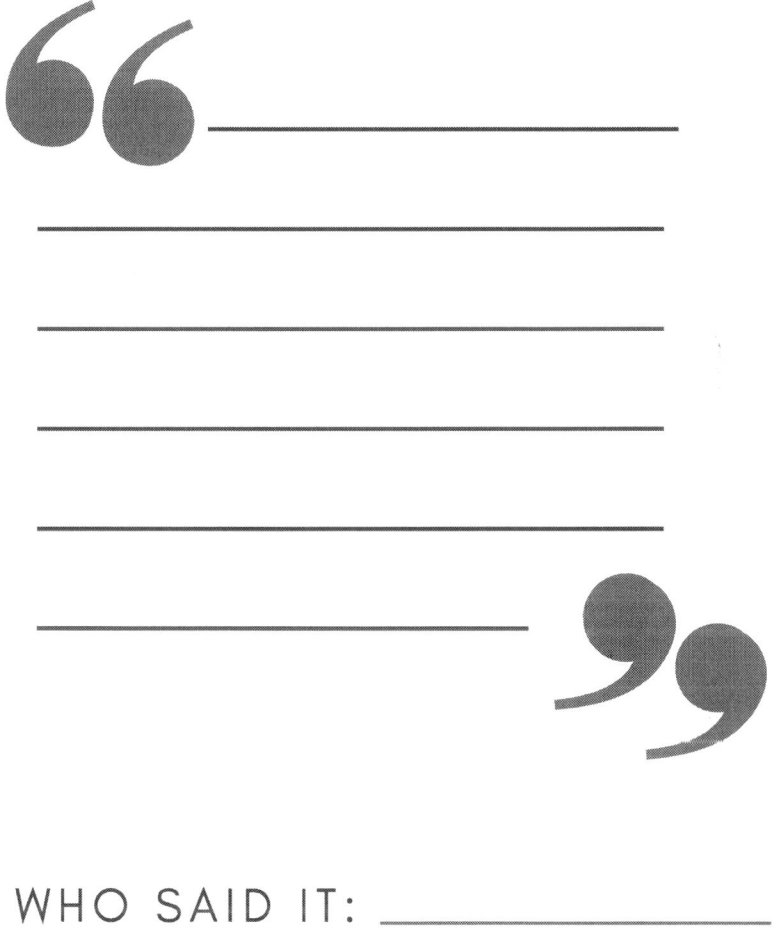

WHO SAID IT: _____
DATE: _____
WHERE: _____
_____

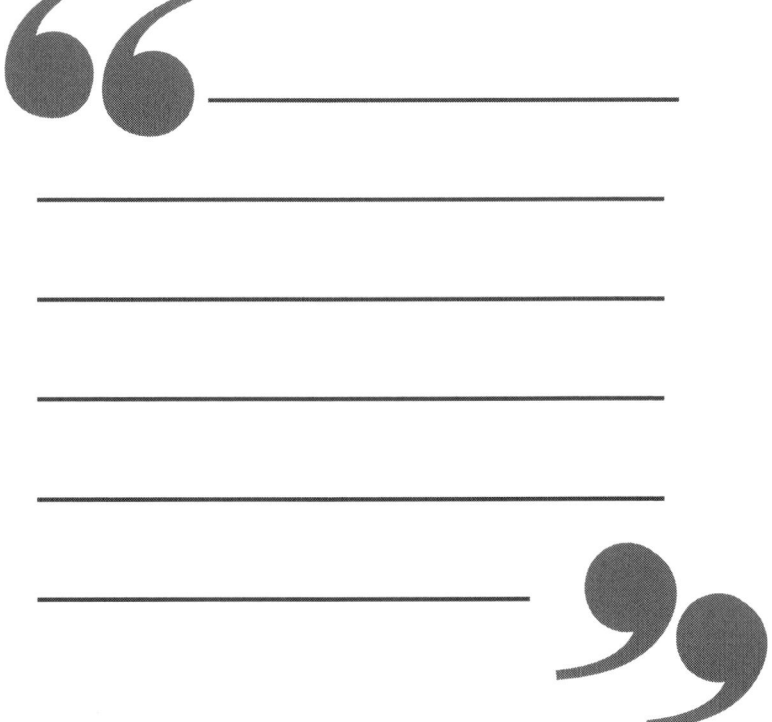

" _____
_____
_____
_____
_____ "

WHO SAID IT: _____
DATE: _____
WHERE: _____
_____

" _____
_____
_____
_____
_____
_____ "

WHO SAID IT: _____
DATE: _____
WHERE: _____

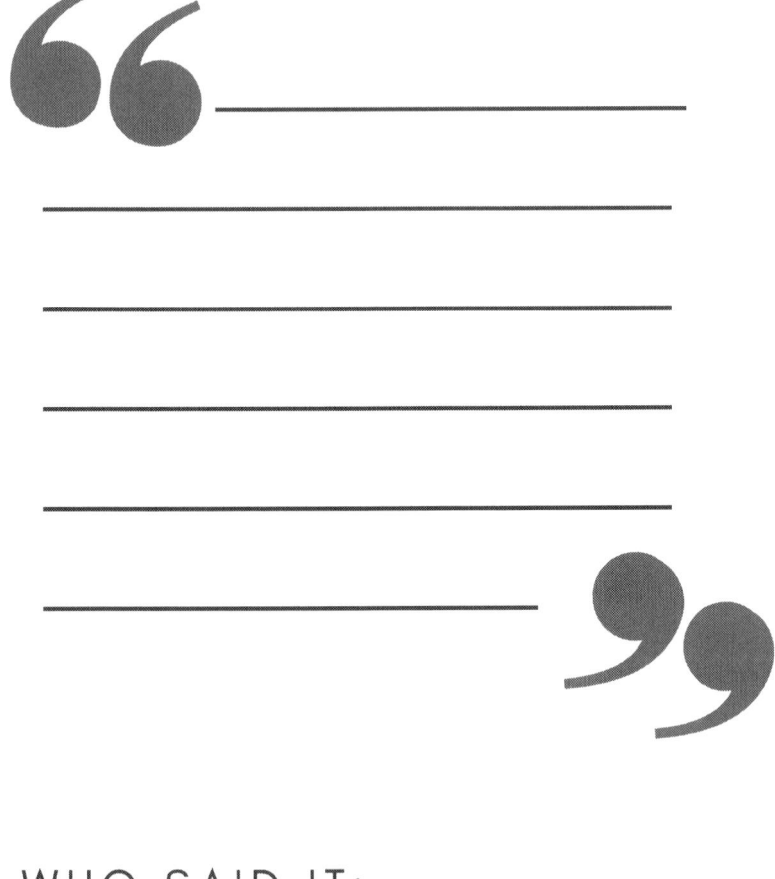

WHO SAID IT: _____
DATE: _____
WHERE: _____
_____

" _____

_____

_____

_____

_____

_____   "

WHO SAID IT: _____
DATE: _____
WHERE: _____
_____

WHO SAID IT: _____
DATE: _____
WHERE: _____
_____

WHO SAID IT: _____
DATE: _____
WHERE: _____
_____

WHO SAID IT: _____
DATE: _____
WHERE: _____
_____

❝ _____
_____
_____
_____
_____
_____ ❞

" _____
_____
_____
_____
_____
_____ "

WHO SAID IT: _____
DATE: _____
WHERE: _____
_____

WHO SAID IT: _____
DATE: _____
WHERE: _____
_____

" _____

_____

_____

_____

_____

_____ "

WHO SAID IT: _____
DATE: _____
WHERE: _____

WHO SAID IT: _____
DATE: _____
WHERE: _____
_____

WHO SAID IT: _____
DATE: _____
WHERE: _____
_____

precious moments

WHO SAID IT: _____
DATE: _____
WHERE: _____
_____

" _____
_____
_____
_____
_____
_____ "

WHO SAID IT: _____
DATE: _____
WHERE: _____
_____

" _____
_____
_____
_____
_____
_____ "

WHO SAID IT: _____
DATE: _____
WHERE: _____
_____

"_____

_____

_____

_____

_____

_____ ,,

WHO SAID IT: _____
DATE: _____
WHERE: _____

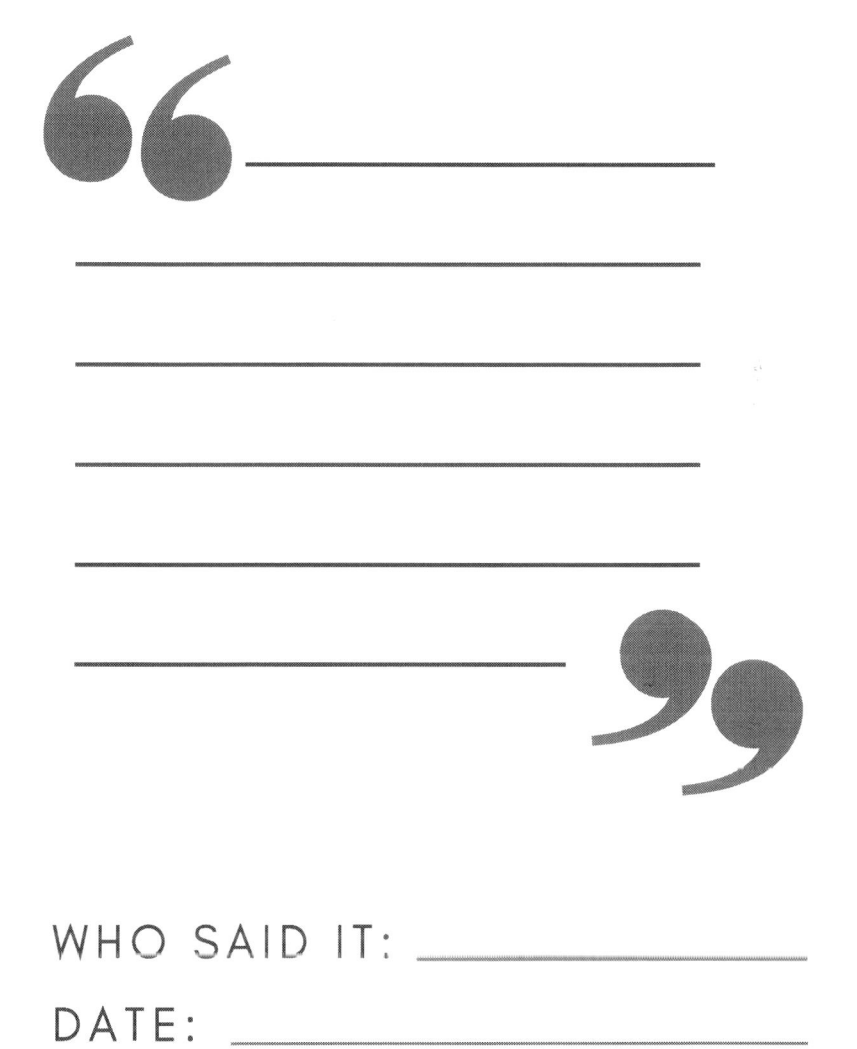

WHO SAID IT: _____
DATE: _____
WHERE: _____
_____

" _____
_____
_____
_____
_____
_____ "

WHO SAID IT: _____
DATE: _____
WHERE: _____
_____

66 _____

_____

_____

_____

_____

_____ 99

WHO SAID IT: _____
DATE: _____
WHERE: _____

_____

WHO SAID IT: _____
DATE: _____
WHERE: _____

_____

"_____

_____

_____

_____

_____

_____"

WHO SAID IT: _____
DATE: _____
WHERE: _____
_____

WHO SAID IT: _____
DATE: _____
WHERE: _____

WHO SAID IT: _____
DATE: _____
WHERE: _____

WHO SAID IT: _____
DATE: _____
WHERE: _____
_____

❝ _____

_____

_____

_____

_____

_____ ❞

" _____
_____
_____
_____
_____
_____ "

WHO SAID IT: _____
DATE: _____
WHERE: _____

WHO SAID IT: _____
DATE: _____
WHERE: _____
_____

" _____

_____

_____

_____

_____

_____ "

WHO SAID IT: _____
DATE: _____
WHERE: _____

WHO SAID IT: _____
DATE: _____
WHERE: _____
_____

WHO SAID IT: _____
DATE: _____
WHERE: _____
_____

WHO SAID IT: _____
DATE: _____
WHERE: _____

_____

" _____

_____

_____

_____

_____

_____ "

WHO SAID IT: _____
DATE: _____
WHERE: _____

WHO SAID IT: _____
DATE: _____
WHERE: _____

live laugh love

"

_____

_____

_____

_____

_____ "

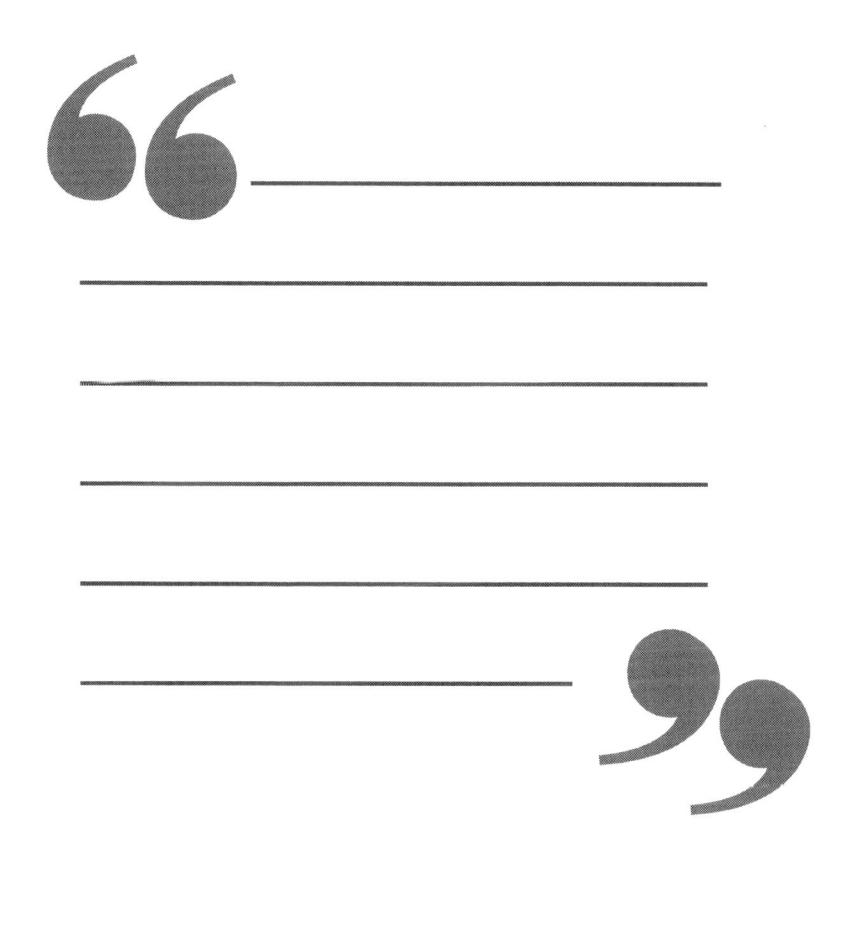

WHO SAID IT: _____
DATE: _____
WHERE: _____

WHO SAID IT: _____
DATE: _____
WHERE: _____
_____

" _____
_____
_____
_____
_____
_____ "

WHO SAID IT: _____
DATE: _____
WHERE: _____
_____

"_____
_____
_____
_____
_____
_____"

WHO SAID IT: _____
DATE: _____
WHERE: _____

WHO SAID IT: _____

DATE: _____

WHERE: _____

_____

" _____

_____

_____

_____

_____

_____ "

WHO SAID IT: _____
DATE: _____
WHERE: _____
_____

WHO SAID IT: _____
DATE: _____
WHERE: _____
_____

WHO SAID IT: _____
DATE: _____
WHERE: _____
_____

WHO SAID IT: _____
DATE: _____
WHERE: _____
_____

WHO SAID IT: _____
DATE: _____
WHERE: _____
_____

" _____

_____

_____

_____

_____

_____   "

WHO SAID IT: _____

DATE: _____

WHERE: _____

_____

" _____

_____

_____

_____

_____

_____ "

" _____

_____

_____

_____

_____

_____ "

WHO SAID IT: _____
DATE: _____
WHERE: _____

WHO SAID IT: _____
DATE: _____
WHERE: _____
_____

" _____
_____
_____
_____
_____
_____ "

WHO SAID IT: _____
DATE: _____
WHERE: _____
_____

WHO SAID IT: _____
DATE: _____
WHERE: _____
_____

WHO SAID IT: _____
DATE: _____
WHERE: _____
_____

WHO SAID IT: _____
DATE: _____
WHERE: _____
_____

66 _____

_____

_____

_____

_____

_____   99

WHO SAID IT: _____
DATE: _____
WHERE: _____
_____

WHO SAID IT: _____
DATE: _____
WHERE: _____
_____

❝ _____

_____

_____

_____

_____ ❞

life is good

" _____

_____

_____

_____

_____

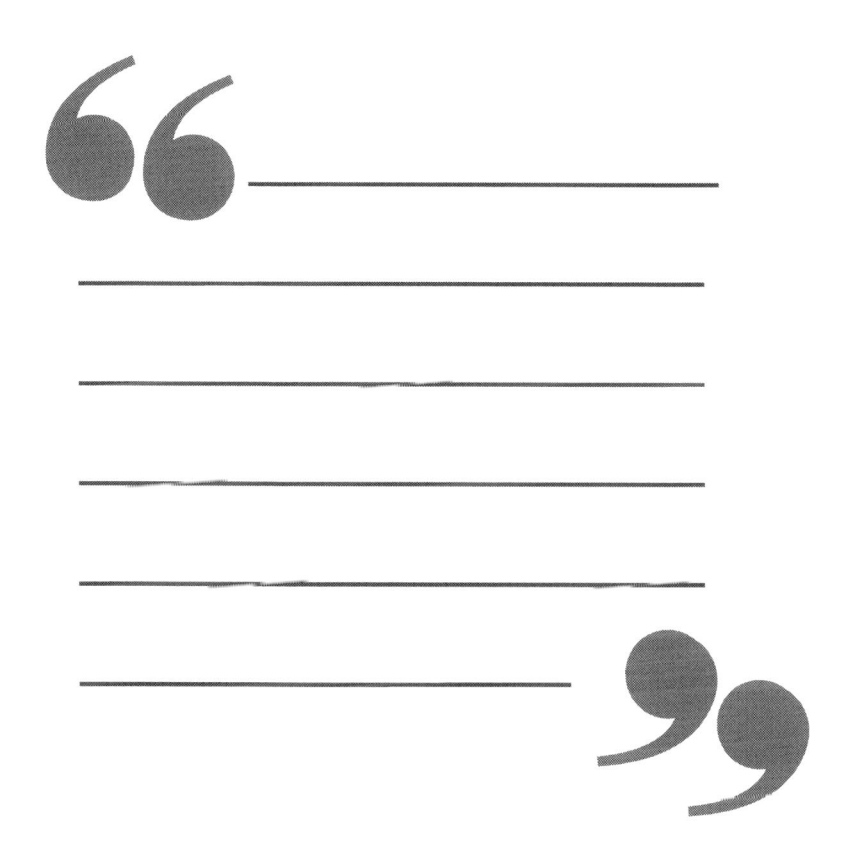

_____ **"**

WHO SAID IT: _____
DATE: _____
WHERE: _____
_____

WHO SAID IT: _____
DATE: _____
WHERE: _____
_____

" _____
_____
_____
_____
_____
_____   "

WHO SAID IT: _____
DATE: _____
WHERE: _____
_____

"_____
_____
_____
_____
_____
_____"

WHO SAID IT: _____
DATE: _____
WHERE: _____

WHO SAID IT: _____

DATE: _____

WHERE: _____

_____

" _____

_____

_____

_____

_____ "

WHO SAID IT: _____
DATE: _____
WHERE: _____
_____

WHO SAID IT: _____
DATE: _____
WHERE: _____

WHO SAID IT: _____
DATE: _____
WHERE: _____
_____

WHO SAID IT: _____

DATE: _____

WHERE: _____

_____

" _____

_____

_____

_____

_____

_____ "

"   _____
_____
_____
_____
_____
_____   "

WHO SAID IT: _____
DATE: _____
WHERE: _____

WHO SAID IT: _____
DATE: _____
WHERE: _____
_____

WHO SAID IT: _____
DATE: _____
WHERE: _____

WHO SAID IT: _____
DATE: _____
WHERE: _____

WHO SAID IT: _____
DATE: _____
WHERE: _____
_____

WHO SAID IT: _____
DATE: _____
WHERE: _____

_____

❝ _____

_____

_____

_____

_____

_____ ❞

WHO SAID IT: _____
DATE: _____
WHERE: _____
_____

" _____

_____

_____

_____

_____

_____ "

WHO SAID IT: _____
DATE: _____
WHERE: _____

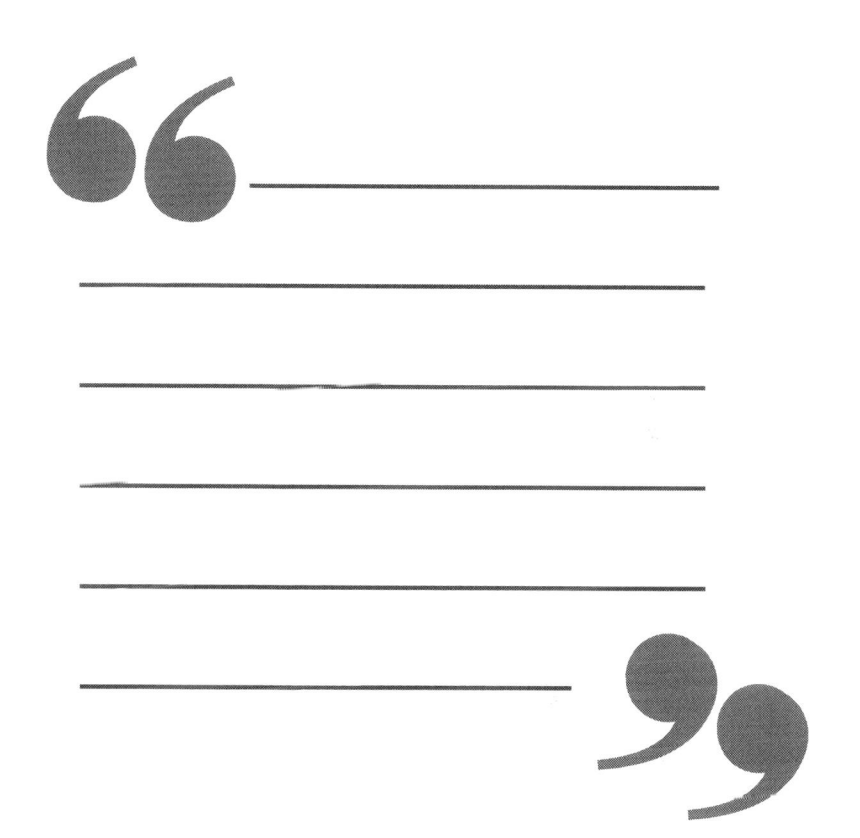

WHO SAID IT: _____
DATE: _____
WHERE: _____
_____

" _____
_____
_____
_____
_____
_____ "

Printed in Great Britain
by Amazon

Printed in Great Britain
by Amazon